AVIS

AUX

FEMMES ENCEINTES,

ET

ÉDUCATION PHYSIQUE

DES ENFANS.

AVIS
AUX FEMMES ENCEINTES,
ET
ÉDUCATION PHYSIQUE
DES ENFANS;

Propre à les garantir des maladies auxquelles ils sont exposés, à leur assurer un bon tempérament, à les accoutumer à ne point être incommodés du froid et de la chaleur des différentes saisons; propre enfin à développer plus promptement leurs facultés physiques et morales.

EXTRAIT des Ouvrages de MM. TISSOT, NICOLAS, FOURCROY et SALMADE, s'accordant avec le système d'éducation proposé par M. DE BUFFON dans son Histoire naturelle.

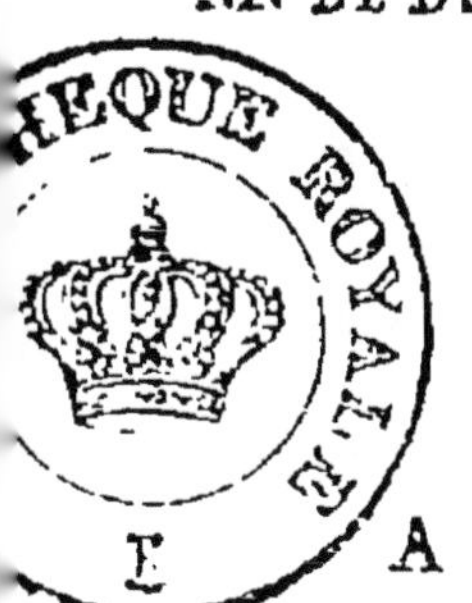

A STRASBOURG,
DE L'IMPRIMERIE DE LEVRAULT.
AN X.

AVERTISSEMENT.

La bonne ou mauvaise complexion de l'homme dépend ordinairement de la manière dont on l'a traité dans les premières années de sa vie ; s'il est mal conformé ou valétudinaire, l'ignorance en est plus souvent la cause que des circonstances accidentelles.

Rien de plus naturel que d'avoir de la tendresse pour ses enfans, et de leur administrer de son mieux les soins que leur foiblesse réclame ; mais nombre de parens, faute d'être assez éclairés, font tort à leurs enfans avec l'intention de leur faire du bien; et il est douloureux de voir une grande partie de ces innocentes créatures mourir au bout de quelques mois ou de quelques années de souffrances, victimes des soins mal entendus qu'on leur a donnés; et une autre partie ne parvenir à l'âge de puberté qu'avec une santé foible qui se dérange fréquemment, et quelquefois des infirmités qui ne leur laissent pas jouir d'un instant de bonheur le reste de leur vie.

Cette ignorance n'est pas pardonnable aux époux qui sont à même de prendre des conseils, soit auprès des gens de l'art, soit dans les auteurs qui ont écrit sur l'éducation de l'enfance. Mais il est des personnes mariées, surtout dans les campagnes, auxquelles les moyens, les occupations, et quelquefois les préjugés, ne permettent guère de faire des démarches, ou d'acheter des livres un peu étendus pour s'instruire, et qui, manquant tout à la fois de théorie et d'expérience, sont exposées à faire des fautes irréparables.

Ces considérations m'ont engagé à faire imprimer un abrégé des principes d'éducation physique pour les enfans (1), au

(1) J'ai d'abord commencé cet extrait pour un ami qui est dans le cas de s'en servir. A la

nombre de six cents exemplaires, dont le tiers sera distribué gratis, principalement aux personnes mariées peu fortunées.

Quoique cette méthode d'éducation diffère des anciennes coutumes, déjà beaucoup de pères et mères l'ont adoptée pour leurs enfans, et en ont obtenu les effets les plus satisfaisans. Elle est particulièrement recommandée par les médecins les plus habiles et les plus expérimentés, ainsi que

demande de plusieurs personnes, je me suis facilement décidé à le faire imprimer, par le seul motif qu'il pouvoit être utile; et par ce même motif je consens qu'il soit réimprimé et vendu aussi souvent que l'on voudra. C'est un gage de mon amitié pour les enfans, et de l'intérêt que je prends aux mères qui les soignent bien.

par les personnes qui ont observé la marche de la nature ; elle est avantageuse pour les mères, elle est simple, facile ; on peut la pratiquer en tous lieux, et la suivre avec confiance.

GABET, *l'aîné*.

AVIS
AUX FEMMES ENCEINTES,
ET
ÉDUCATION PHYSIQUE
DES ENFANS.

La conduite d'une femme enceinte ayant des influences directes sur son fruit, dès qu'elle a des assurances de sa grossesse, il est de son devoir et de son intérêt d'éviter ce qui seroit préjudiciable à son enfant, et de faire ce qui peut lui être avantageux.

1.°

Elle doit respirer un air pur, éviter le grand froid et la grande chaleur, et surtout le passage prompt de l'un à l'autre, qui lui seroit très-pernicieux. Les chambres échauffées par des poëles ou du charbon, ne lui conviennent point; si cependant elle est obligée de les habiter, on doit en renouveler l'air plusieurs fois dans la journée, et il faut qu'elle n'y reste pas dans l'inaction. L'usage des chaufferettes de braise lui seroit nuisible; elle doit se l'interdire.

Les odeurs fortes pouvant affecter le genre nerveux, il est important de n'en point répandre dans ses appartemens.

2.°

Elle a quelquefois des goûts bizarres qui ne pourroient être satisfaits qu'aux dépens de son enfant; elle doit donc les modérer.

De légers dégoûts ne sont pas à craindre: mais s'ils deviennent excessifs ou trop longs, elle doit les surmonter; elle feroit tort à son fruit en ne se nourrissant pas suffisamment. L'abstinence auroit des suites aussi funestes que l'intempérance.

Dans les premiers mois de la grossesse, les alimens doivent être choisis et de facile digestion ; il vaut mieux faire un repas de plus, et manger peu à la fois. Les viandes salées ou beaucoup épicées, les pâtisseries, la salade, surtout, et les fruits crus, qui ne sont pas mûrs, ne conviennent point. Les boissons aqueuses et trop abondantes nuiroient à la mère et à l'enfant.

Lorsque l'appétit d'une femme enceinte est fort grand, il seroit dangereux de la laisser manger tant qu'elle voudroit. Après un ou deux mois, les œufs frais, la volaille bouillie et rôtie, le poisson de rivière, les fruits bien mûrs, ou cuits, les bonnes soupes et les panades, sont les alimens qui lui conviennent le mieux ; et un peu de vin ne sera pas nuisible s'il ne cause pas des aigreurs. Au bout de trois mois elle peut se nourrir comme avant la grossesse. Le lait convient aux femmes qui le digèrent bien : les légumes sont excellens pour celles de la campagne, et toutes celles qui sont d'une bonne complexion.

Au reste, quand une femme conçoit dans le temps où les signes de la santé brillent sur son visage, si elle a peu d'incommodités le premier mois, c'est une preuve qu'elle mène habituellement un genre de vie analogue à son tempérament ; elle peut le continuer sans danger.

L'eau-de-vie et toutes les liqueurs fortes sont nuisibles, surtout si l'on en prend une certaine quantité.

3.°

Dans les premiers temps de la grossesse, une femme doit se promener souvent à pied, et ne pas rester dans l'inaction : l'air de la campagne, d'un jardin émaillé de fleurs, lui portera un baume salutaire dans les poumons;

Ses excercices ne doivent cependant point aller jusqu'à la fatigue : les danses, le chant forcé, et tous mouvemens violens, lui seroient nuisibles, surtout le premier mois. Il faut aussi qu'elle évite de hausser trop souvent les bras et de soulever des fardeaux.

4.°

Les bains tempérés ne sont pas inutiles aux femmes qui ont un tempérament bouillant.

5.°

Il est bon qu'une femme grosse dorme un peu plus qu'à l'ordinaire, une heure ou une heure et demie, pas au-delà. Un lit de plumes n'est pas sain : la chaleur d'un lit trop mollet lui seroit nuisible.

6.°

Elle doit régler ses passions, modérer ses désirs, et rejeter tout ce qui pourroit l'affecter trop. La colère, la tristesse, la crainte, la haine, même les plaisirs, s'ils sont excessifs, produiroient sur son enfant de funestes effets.

7.°

Doit-on saigner une femme enceinte? *Oui*, lorsqu'elle est d'une constitution très-sanguine; lorsque, dans les premiers mois de sa grossesse, elle a des maux de tête violens, le visage enflammé, les yeux rouges, le pouls plein et élevé, les vaisseaux extrêmement distendus, etc.; mais, dans les cas contraires, il ne faut pas la saigner, surtout si elle est naturellement foible. Il faut, en tous cas, consulter un médecin expérimenté.

8.°

Quant aux purgatifs et aux vomitifs, ce sont les circonstances et le médecin qui doivent encore décider;

il ne faudra jamais de remèdes violens et à grandes doses.

9.°

Les vêtemens d'une femme enceinte doivent être amples et aisés : il seroit à souhaiter que ses jupes fussent soutenues avec des cordons ou des tresses passées par-dessus ses épaules ; on obvieroit par ce moyen aux inconvéniens qui résultent, pour la mère et l'enfant, de la compression que les attaches font sur les reins.

10.°

Les familiarités conjugales peuvent être pernicieuses, si elles sont fréquentes.

11.°

Les femmes ne doivent point craindre l'accouchement, si elles se sont conduites prudemment pendant leur grossesse : le danger des suites devient nul pour celles qui nourrissent. Il est cependant bon d'avertir les jeunes dames de ménager leurs forces dans le commencement du travail, afin d'être en état d'en faire usage lorsque l'enfant se présentera au passage. Quand l'accouchement est pénible et lent, on ne doit donner d'autre nourriture qu'un peu de panade de trois en trois heures, et de l'eau panée autant que la malade en veut : l'usage des choses chaudes, comme vin brûlé, café, safran, sauge, eau-de-vie, eau d'anis, etc., est très-nuisible, et rend l'accouchement plus difficile. Les sage-femmes doivent bien se garder de presser les femmes de faire des efforts qui leur font un mal infini, et qui peuvent rendre l'accouchement fâcheux.

12.°

La mère délivrée et remise dans son lit qu'on aura bassiné, on doit s'occuper du nouveau-né. La première opération importante est la ligature du cordon ombilical. Il faut commencer par le couper à quatre bons doigts du ventre, avec la précaution de le tenir un peu serré entre les doigts près du nombril; on a soin alors d'exprimer du cordon, doucement, avec l'index et le pouce, une liqueur jaunâtre qui s'y trouve, et, lorsqu'elle paroît épuisée, on lave cette partie avec une petite éponge fine, imbibée d'eau tiède, jusqu'à ce que l'eau devienne claire; ensuite on laisse couler une goutte de sang, dont la couleur vermeille annonce qu'il ne reste plus de ce ferment jaune; puis on lie l'ombilic à trois doigts du ventre, avec quatre ou cinq brins de fil cirés ensemble, qui forment un cordonnet avec lequel on fait deux ou trois tours que l'on fixe par autant de nœuds. Il faut que cette ligature, sans être trop serrée, le soit suffisamment pour s'opposer à l'écoulement du sang.

Cela fait, on nettoie l'enfant d'une crasse gluante dont il est environné : il faut se servir d'eau tiède mêlée d'un tiers de vin. Si cette crasse est trop épaisse, on fait usage d'une décoction de camomille, dans laquelle on fait fondre gros comme une noisette de savon. On doit avoir soin que l'eau ne soit pas plus que tiède et de n'y point mettre de beurre. On se sert d'une éponge fine ; l'on commence par le visage, en ménageant les yeux ; ensuite on lave les oreilles, le derrière de la tête, *en évitant la fontanelle ;* on continue par le cou, la poitrine, le dos, les reins et successivement tout le corps, jusqu'au bout des pieds. Cette seconde opération doit, ainsi que la première, être faite loin du feu en toute saison ; ensuite l'on essuie ou plutôt l'on sèche l'enfant avec une serviette qui ne soit ni chaude ni humide; puis on lui couvre la tête d'un béguin de toile avec un bonnet de basin léger par-dessus. Il faut avoir soin d'attacher dans la partie du bonnet qui répond à la fontanelle, un morceau de drap écarlate, d'environ trois pouces de long sur deux pouces de large, ou une peau de taupe passée le poil en dehors, pour préserver cette partie de la tête du froid.

On couvre le nombril avec une compresse de linge sec et froid, qu'on assujettit avec une bande pareille, qui passe autour des reins (on aura soin que le bout du cordon ombilical soit couché du côté gauche). Au bout de quelques jours la partie du cordon qui a été liée, tombe d'elle-même; alors on ôte la bande et les compresses, et l'on n'y met plus rien.

13.°

On se gardera bien de suivre cette méthode barbare qui consiste à pétrir la tête des enfans lorsqu'elle a souffert au passage ; la nature se charge de ce soin. Si l'on trouvoit des contusions à la tête du nouveau-né, ou sur quelqu'autre partie de son corps, il suffiroit de les couvrir d'une compresse trempée dans du vin tiède.

14.°

Plusieurs sage-femmes remplissent leur bouche de vin qu'elles jettent dans celle de l'enfant aussitôt qu'il est sorti de la vulve; cette coutume n'est guère moins nuisible que celle de pétrir la tête, outre que l'enfant court le danger d'être suffoqué par cette liqueur. Il suffit de souffler doucement, et à deux ou trois reprises, dans la bouche de l'enfant, pour solliciter le jeu des poumons.

15.°

On met à l'enfant une chemise courte de toile fine, demi-usée; une brassière de toile ou de futaine, une couche de toile blanche et un lange de futaine : le tout doit être attaché avec des cordons sans être serré. Il ne faut pas approcher l'enfant du feu, ni chauffer ses vêtemens : en toute saison l'on doit éviter qu'il ne reçoive aucune chaleur extérieure; mais il faut que son linge soit propre et sec.

16.°

Après cette courte toilette, qui suffit à ses besoins, on lui fait avaler quelques cuillerées d'eau miellé (mélange moitié eau et moitié miel), et on le couche sans oreiller dans une corbeille d'osier ou un berceau à jour, dans lequel on aura mis une paillasse remplie de menué paille d'avoine ou de blé, bien sèche et sans odeur.

Si l'on veut garantir l'enfant de la piqûre des insectes, on couvrira son berceau d'une gaze claire, qui n'empêche pas l'air de circuler et de se renouveler autour de lui.

17.°

Pour accoutumer l'enfant à dormir à l'air, au bruit, au grand jour, et pour empêcher qu'il ne louche par la suite, on place son berceau dans l'endroit le plus aéré de la chambre, de façon que le pied regarde la fenêtre. Il faut cependant qu'il soit à l'abri des vents ou courans d'air : l'on doit aussi faire attention qu'il ne reçoive pas une lumière trop vive, qui lui blesseroit la vue, comme les rayons directs du soleil, ou d'une chandelle.

18.°

Les enfans doivent toujours être libres de prendre dans leur lit telle situation qui leur convient, sans être arrêtés ni gênés par quoi que ce soit : ceci doit être observé rigoureusement.

19.°

Lorsque l'enfant s'éveille, s'il est sale ou mouillé d'urine, on le change de linge après l'avoir décrassé, de la ceinture en bas, avec une éponge mouillée d'eau froide ou seulement dégourdie ; chaque fois on lui fait avaler deux ou trois petites cuillerées d'eau miellée, et, dès qu'il en a pris la valeur d'une tasse, on lui donne en quatre ou cinq prises, c'est-à-dire, dans l'espace de trois ou quatre heures, une once de sirop de chicorée, composé de rhubarbe, mêlée avec une égale quantité d'eau. Ce minoratif lui fera rendre par les selles une matière noire, qu'on appelle le *méconium*. Il est essentiel que cette matière soit à peu près évacuée avant que l'enfant prenne autre chose.

L'odeur fétide qui s'exhale de ses déjections est mal-saine à respirer, et peut lui être nuisible; il faut donc prendre des précautions pour qu'il soit changé de suite, chaque fois qu'il rendra quelque chose par les selles, et avoir soin de sortir aussitôt de son appartement les langes et tout ce qui sera taché ou infecté par ses excrémens.

20.°

L'effet du minoratif ci-dessus sera assez avancé douze heures après la naissance de l'enfant, si l'on n'a pas perdu de temps, pour que la mère puisse lui présenter le téton : il faut qu'ils soient tous deux à leur aise, et on fera attention que rien n'empêche que l'enfant ne prenne facilement sa respiration par le nez. On mouille le bout du sein avec un peu de lait, ou avec de la salive; on le prend entre l'index et le doigt du milieu, et, en le plaçant dans la bouche de l'enfant; on le comprime légèrement pour y faire jaillir un peu de lait, ce qui met de suite l'enfant en train de tirer. Quand il aura dégorgé un sein, on lui donnera l'autre pour qu'il en fasse autant; et aussitôt qu'il s'endormira, ce qui ne tardera pas, il faudra le replacer sur le côté droit ou gauche, alternativement, dans sa corbeille ou son berceau, après l'avoir changé s'il en a besoin. Si la chambre de la mère étoit échauffée, il faudroit le transporter dans une autre où il puisse respirer un air frais, qui ait tout son ressort.

Chaque fois que l'enfant s'éveillera, la mère lui donnera successivement ses deux seins, afin d'entretenir son lait également de chaque côté.

21.°

Revenons au traitement de la mère.

Une soupe au lait avec du sucre et un jaune d'œuf frais, est un très-bon restaurant; il y faut peu de pain, et le lait ne doit pas avoir monté. Cette soupe est préférable à la rôtie au vin et au sucre, dont on a quelquefois vu de mauvais effets. Une nouvelle accouchée ne doit point user d'alimens solides, et éviter tout ce qui pourroit l'échauffer. L'eau de gruau d'avoine, seulement dégourdie, à laquelle on ajoute un peu de sucre ou de miel blanc, est une boisson très-convenable, en ce qu'elle est rafraîchissante et légèrement nourrissante; elle s'en trouvera d'autant mieux qu'elle en prendra peu et souvent. Le bouillon fait avec égale portion de bœuf et de veau, ou une moitié de volaille, sera bon s'il n'est pas trop fort; une tasse toutes les deux heures suffit pour qu'on ne souffre pas du besoin. Si cependant la mère éprouve de la faim, elle pourra manger une soupe légère, et point mitonnée, en observant que ce soit immédiatement après avoir donné à téter.

Il est prouvé qu'une chaleur outrée, dont on environneroit une nouvelle accouchée, lui causeroit de grands maux; les impressions de l'air froid feroient le même effet. Si on la couvre un peu plus au sortir du travail, il faut la moins couvrir dès qu'elle est réchauffée. Si on est obligé de faire du feu dans la chambre, à cause de la saison, on y renouvellera l'air deux ou trois fois par jour, en évitant scrupuleusement que l'accouchée n'en reçoive l'impression directe. En été, si l'on fait du feu pour la commodité de la garde, on doit tenir la porte ou les croisées ouvertes, à moins qu'il ne fasse de la pluie ou du brouillard.

Le même jour elle peut se lever et passer une heure ou deux sur une chaise longue; c'est le moyen de trouver ensuite son lit meilleur.

22.°

Dans quelques pays on a l'habitude de laisser plusieurs jours une nouvelle accouchée dans l'ordure dont elle est environnée; c'est un préjugé qui fait bien du tort aux femmes : il faut les changer de draps, de chemise, matin et soir, et même de couvertures et de matelas, autant que possible; pourvu que rien de tout de cela ne soit froid ou humide.

23.°

Le second jour des couches, si la mère et l'enfant ont été traités comme on vient de l'indiquer, assurément tout ira bien. La mère peut continuer son régime, en augmentant un peu la quantité de ses alimens, c'est-à-dire, le nombre de ses repas, qui doivent être fort légers; il ne faut pas qu'elle souffre du besoin, ni qu'elle surcharge trop son estomac. Cette modération produira un grand bien pour son lait, qui lui causeroit des douleurs, ou chose pire, s'il étoit trop abondant.

Elle peut rester levée quatre ou cinq heures et se tenir sur une chaise longue; pendant ce temps on exposera au grand air ses draps, matelas et couvertures.

24.°

Quant à l'enfant, il faut, le matin, aussitôt qu'il est éveillé, le mettre nu, loin du feu, et le laver de la tête aux pieds avec une éponge mouillée d'eau froide, même lorsqu'il gèle dehors (en évitant de toucher la fontanelle). Il jettera peut-être quelques cris les premières fois, mais, au bout de quelques jours il s'accoutumera si bien à ce lavage qu'il deviendra un de ses plaisirs. Pendant la belle saison on peut baigner les enfans dans des seaux, des rivières, etc. (1).

Après qu'on aura séché l'enfant avec du linge froid, non humide, qu'on aura eu soin de passer derrière les oreilles, on lui brossera légèrement la tête avec une brosse de chient-dent, ou une autre qui soit aussi douce, et on le r'habillera en le changeant de tout, pour lui donner le téton.

Chaque fois que les enfans sont

(1) Un des principaux avantages du lavage et des bains froids, est de préserver les enfans d'un grand nombre de maladies, en entretenant la transpiration, dont la régularité est la base de sa santé. Les enfans foibles sont ceux qui ont le plus besoin de ce secours : il y a cependant un degré de foiblesse où il nuiroit; c'est lorsque l'enfant a besoin de chaleur, de cordiaux, de frictions, pour ne pas périr de foiblesse.

sales, il faut les décrasser de la ceinture en bas avec de l'eau froide, et les remettre dans du nouveau linge: c'est le meilleur fortifiant qu'on puisse leur donner. Il faut aussi leur faire respirer souvent le grand air, ne jamais les couvrir beaucoup, les éloigner du feu, enfin les préserver de toute chaleur artificielle, quelque froid qu'il fasse.

25.°

Quoiqu'un enfant qui se porte bien ne fasse ordinairement que dormir et téter pendant les deux premiers mois, surtout lorsqu'on lui a fait prendre en naissant l'eau miellée et le sirop de chicorée, ainsi que nous l'avons dit, il ne faut pas lui donner à téter chaque fois qu'il s'éveille; il en résulteroit des inconvéniens pour lui et pour la mère, peut-être assez graves. Pendant les six premières semaines on ne doit lui présenter le sein qu'environ deux heures après qu'il l'a quitté; passé ce temps, il faut le régler par degrés à ne téter que de trois en trois heures. Il faut se garder de l'éveiller pour lui donner à téter, feroit-il un sommeil de six à sept heures.

On ne doit pas faire contracter aux enfans l'habitude d'être bercés pour s'endormir; ce mouvement ne fait que les engourdir, et peut à la longue leur causer des dérangemens. Le sommeil leur est très-salutaire, mais il faut qu'il soit naturel; on ne doit en aucun cas le troubler ni le provoquer.

S'il étoit sujet à de petites tranchées, le meilleur c'est de n'y rien faire, et d'avoir patience.

26.°

Les cris sont le seul langage des enfans, et les mères soigneuses doivent distinguer quand ils annoncent des fantaisies ou des besoins, pour satisfaire à ceux-ci; lorsqu'ils annoncent de la douleur, il faut songer qu'elle est inséparable de l'état de l'enfance jusqu'à un certain point; les plaintes sont une espèce de soulagement pour celui qui souffre. Pour le bien des enfans il est nécessaire qu'ils crient quelquefois; vouloir les en empêcher, seroit vouloir les rendre muets : les cris sont le premier développement des organes de la voix.

27.°

Cette méthode de gouverner les enfans au second jour de leur naissance, est presque la même qui leur convient pendant les quatre premiers mois; il faut la suivre exactement sans y rien changer.

28.°

Le troisième jour de la couche

n'apporte aucun changement sensible à l'état de l'enfant, ni au traitement qui lui convient; mais il demande pour celui de la mère une attention toute particulière. Les précautions à prendre, sont de la préserver avec plus de soin des impressions de l'air froid sur le sein, de faire usage des lavemens d'eau tiède, et de diminuer un peu la quantité des alimens, en augmentant d'autant la boisson de gruau, qui est fort salutaire. Une femme qui nourrit, doit, ce jour-là et jusqu'au dixième, avoir une attention particulière de faire tirer ses deux seins chaque fois qu'elle donne à téter, afin d'éviter l'engorgement qui pourroit s'y former.

Si la mère a trop de lait, il faut qu'elle le fasse téter par un autre enfant; elle pourroit aussi le tirer elle-même avec une pipe à plaque. Si néanmoins il se forme des nœuds de lait, ou des duretés aux seins, le remède le plus sûr et le plus prompt pour les dissiper, est de graisser la partie où sont ces duretés avec le baume du chevalier de la Borde (1); ni son goût ni son odeur n'empêchent l'enfant de prendre le bout du sein. Ce baume est préférable aux cataplasmes de lait et de mie de pain, qui ont l'inconvénient d'attirer, s'ils ne sont changés toutes les deux heures.

---

(1) D'après quantités d'expériences, répétées pendant vingt années par le citoyen Fourcroy, le baume du chevalier de la Borde guérit en très-peu de temps les blessures, brûlures, entorses, meurtrissures, ulcères, tumeurs, gerçures, engelures, pustules, panaris, douleurs de rhumatisme, et toutes autres maladies extérieures curables, en quelques parties du corps qu'elles soient. On graisse la partie malade avec la barbe d'une plume trempée dans ce baume : on le change toutes les douze heures. Ce baume est en bouteilles, où il peut se conserver des siècles sans altération. On en trouve du véritable chez le cit. Renault, apothicaire, rue de la Harpe, n.° 240, à Paris.

Il faut avertir ici les nourrices qu'elles ne doivent jamais comprimer leurs mammelles avec leurs vêtemens, ni se coucher dessus.

Je ne dirai rien des dangers auxquels s'exposent les mères qui ne nourrissent pas quand elles le pourroient, ni du tort qu'elles font à leurs enfans en les confiant à des mains étrangères.

29.°

Le quatrième jour des couches, les femmes se ressentent ordinairement plus de la révolution du lait que le jour précédent; si l'on suit exactement le régime, et qu'on prenne les précautions qu'on vient d'indiquer, il est à présumer qu'il n'arrivera aucun accident. Dans ce cas elles pourront se lever presque à l'heure ordinaire, manger aussi souvent qu'elles le désireront, en faisant de petits repas, mais n'user de viande qu'au dîné. Elles s'entretiendront de même jusqu'au dixième jour, qui termine le traitement des couches pour les femmes qui nourrissent. Jusqu'à cette époque elles feront bien de tenir leur porte fermée pour tout ce qui s'appelle *visites*, afin d'avoir le repos et la tranquillité dont elles ont besoin pour se rétablir. Alors elles pourront reprendre leur train de vie accoutumée; mais avant les vingt premiers jours révolus elles ne doivent pas trop s'exposer à l'air, à moins qu'il ne soit chaud et sec. Il est bon qu'elles se couchent de bonne heure pour se lever plus matin.

Pour leur nourriture, les légumes et les fruits mûrs de chaque saison sont préférables à la viande et aux ragoûts. Elles doivent encore éviter soigneusement la colère, la tristesse, etc. Si elles étoient affectées par de fortes passions, leur lait s'en ressentiroit désavantageusement pour l'enfant. Les odeurs fortes peuvent aussi faire subir au lait une altération qui seroit nuisible.

30.°

Lorsqu'un enfant se porte bien, les six premières semaines de sa vie offrent peu de variations dans son état physique : le lait de la mère, bien économisé, suffira seul pour sa nourriture jusqu'à cinq ou six mois. Lorsque l'enfant ne tire plus le lait avec activité, qu'il ne fait que suçoter, sa faim est satisfaite, et ce qu'il prend au-delà est non-seulement superflu, mais devient nuisible; premièrement, en rendant l'enfant sujet à quelques infirmités, car, quand il prend trop de nourriture, la digestion ne se fait pas, son estomac se gâte, etc.; deuxièmement, en épuisant la mère, qui est obligée de donner d'autres alimens à son nourrisson pour qu'il ne jeûne pas.

On doit coucher habituellement l'enfant dans son petit berceau, qu'il faudra toujours tenir propre et sec (l'humidité seroit pour lui la cause d'un grand nombre de maladies), le décrasser et le changer chaque fois qu'il est sale, le laver tous les matins de la tête aux pieds avec de l'eau froide, lui donner à téter pendant le jour aussi souvent que nous l'indiquons à l'art. 25, et deux fois pendant la nuit, tant que la mère aura suffisamment de lait, mais seulement une fois quand il diminuera. Lorsque la mère n'aura plus assez de lait pour satisfaire à l'appetit de son enfant, elle commencera à lui donner de la panade, et pourra le sevrer de nuit tout-à-fait.

La panade se fait avec un croûton de pain, qu'on met bouillir dans un pot de terre sur le feu, avec de l'eau et du sel, jusqu'à ce que le pain paroisse se dissoudre de lui-même; on la retire ensuite, et, en tournant avec une cuiller, on l'éclaircit avec du lait nouvellement tiré, qui n'ait pas été échauffé, ou tout simplement avec un peu d'eau.

31.°

Le sevrage des enfans peut être fait depuis neuf jusqu'à quinze mois; il y auroit peut-être des inconvéniens de passer au-delà de ce terme. Les mères qui voient leurs époux avant l'année révolue, ne doivent pas donner à téter plus d'onze mois. Il faut choisir le moment où la dentition ne fait point éprouver de douleurs aux enfans, les habituer par degrés à la privation du lait et à l'usage des autres alimens. On peut leur donner tous les matins du lait de vache nouvellement tiré et coupé avec de l'eau d'orge, s'il est trop épais.

Du bouillon préparé avec beaucoup d'herbes potagères, de la panade, du pain, des légumes, des fruits bien mûrs, du laitage, du poisson de rivière, enfin les alimens peu succulens et faciles à digérer, sont ceux qui conviennent aux enfans jusqu'à quinze ans; il ne leur faut ni vin pur, ni café, ni liqueurs, ni salade, ni de ces fruits non encore mûrs qu'ils ramassent dans les jardins, et très-peu de viande, jusqu'à dix-huit ans. Il seroit pernicieux de leur donner sans cesse des gâteaux, des confitures, des sucreries et toutes sortes de friandises, qui souvent sont très-indigestes, et nuisent à la digestion des autres alimens.

32.°

Il est essentiel que les enfans ne

soient ni serrés ni gênés dans leurs vêtemens, qu'on ne les force pas à marcher en les supportant par le bras, ou par quelqu'expédient que ce soit; qu'on les asseoie sur un tapis, ou sur le gazon, plutôt que de les porter toujours sur les bras; et qu'on ne leur donne point de remèdes, surtout de purgatifs. Les liqueurs spiritueuses, l'huile d'ambre ou d'agathe, les autres essences, les sels volatils, et tous remèdes de cette espèce, leur sont toujours nuisibles.

Les premiers jours de leur vie paroissent consacrés à un repos total, et à un sommeil qui n'est interrompu que par le besoin de prendre des alimens; mais, dès qu'ils ont quelques semaines, il faut, en y allant par degrés, leur donner le plus de mouvement possible, quand ils ne dorment pas. On pourroit, à cet effet, se servir d'une petite voiture à quatre roues, arrangée de façon à y pouvoir mettre un lit, dans lequel on les coucheroit pour les promener ; leurs membres délicats ne seroient pas si tourmentés qu'étant serrés ou blessés par ceux qui les portent, et ils dormiroient à volonté. Ce chariot seroit d'ailleurs très-commode pour les exposer au grand air, qu'ils doivent respirer souvent, ainsi que pour les mères qui travaillent aux champs.

L'exercice qu'ils prendront eux-mêmes en se roulant, en se traînant à quatre, ou en courant, lorsqu'ils en auront la force, leur sera doublement avantageux pour le développement de leur forces et pour exercer leur adresse. On doit leur donner à manger assez souvent pour que leur estomac ne souffre pas; et suivant leur âge, leurs dispositions et les circonstances, les régler pour la quantité des alimens et les heures du repas (il ne faudroit cependant pas suivre trop scrupuleusement ce précepte). On ne doit pas les obliger à manger s'ils n'ont pas appétit, ni jamais les forcer à prendre des alimens qui leur répugneroient.

En général, l'on ne doit point contrarier les enfans; il faut les laisser suivre leur instinct, en écartant d'eux toutefois ce qui pourroit tromper leur inexpérience; et, pour que leurs forces et toutes leurs facultés s'accroissent et arrivent librement au plus haut degré dont elles sont susceptibles, on ne les astreindra pas trop tôt ni trop long-temps de suite à des travaux qui demandent de la force, de la gêne ou de l'application.

DES MALADIES DES ENFANS.

33.°

Quand la gourme ou les gales viennent au visage ou sur la tête des enfans, il faut 1.°, se borner à essuyer souvent et légèrement celles du visage ; 2.°, visiter souvent le dessus et le tour de la tête, et, si l'on y trouve des grosseurs, on y applique des feuilles de poirée ou bette blanche amollies devant le feu, que l'on change matin et soir ; on graisse ces feuilles avec un peu de beurre frais, seulement jusqu'à ce qu'il se fasse une suppuration.

La démangeaison violente de ces éruptions, dont il y auroit du danger de vouloir arrêter le cours, force les enfans à se gratter jusqu'à se mettre quelquefois la tête en sang ; il vaut mieux, et pour plusieurs raisons, les laisser se gratter que de jamais leur condamner les mains. Dans cette circonstance il faut laisser agir paisiblement la nature, ne pas tenir plus chaudement les enfans, les laver de même avec de l'eau froide, excepté aux endroits malades. On leur fera faire, au reste, un usage abondant d'eau miellée, et on aura soin que la nourrice observe un régime adoucissant et végétal.

En tout temps, si les enfans ont quelque écoulement naturel par la peau, comme boutons, dartres, croûtes de lait, râche, etc., on se gardera de les arrêter par des remèdes gras ou astringens ; il faut se persuader que ces éruptions leur sont salutaires, et les débarassent des humeurs morbifiques.

De la sortie des dents.

La révolution que la dentition occasionne aux enfans, entraîne des accidens sans nombre, dont il ne faut cependant pas s'effrayer : on conseille de ne donner aucun médicament. Cette salive ou bave que les enfans répandent, facilite la sortie des dents.

Il faut qu'ils aient toujours les mains libres, quand même ils porteroient leurs doigts à leur bouche pour les sucer.

Si l'enfant vient à se dégoûter, il ne faut pas s'en inquiéter : laissez-le faire diète à son gré; présentez-lui à manger aux heures ordinaires ; donnez-lui dans la main une croûte de pain rassis frottée de miel, et donnez-lui de l'eau miellée à discrétion. On peut aussi leur donner à mâcher une racine d'althéa, de guimauve ou de réglisse, frottée de miel blanc, qu'ils aiment généralement beaucoup, et qui leur est très-salutaire en toute occasion. Le miel est, pour toutes les maladies des enfans, un des meilleurs remèdes; il est en même temps un des plus sains et un des plus délicieux alimens pour eux, si l'on n'en fait pas excès.

A cette époque les enfans perdent

beaucoup cette gaieté qui est le signe de la santé; il faut être patient, et les traiter avec douceur, comme on doit le faire en tout temps. Les effets de la mauvaise humeur de ceux qui les gouvernent, peuvent avoir sur eux des suites fâcheuses, tant au moral qu'au physique; cependant il ne faut pas se soumettre à leurs fantaisies, si elles sont de purs caprices. Des enfans qui marchoient seuls avant cette crise, refusent quelquefois avec opiniâtreté de se tenir debout, ou bien montrent de l'aversion pour l'un des soins qu'on a coutume de leur donner : sachez, pères et mères, que, dans de pareilles circonstances, il est important de ne pas contrarier les enfans! L'époque de la dentition est celle où toutes les difformités prennent naissance; la crise qu'ils éprouvent est si violente que leurs os même se ramolissent et deviennent flexibles.

La diarrhée est aussi un des symptômes de la dentition; elle est du meilleur augure, et il faut bien se garder de vouloir l'arrêter, puisque, si l'enfant n'avoit pas le ventre libre, il faudroit lui donner de temps en temps un lavement fait avec une décoction de mauve, pour le relâcher. Si l'enfant prenoit de l'aversion pour le lavage froid, il faudroit le suspendre; cela n'empêchera pas de lui passer légèrement l'éponge mouillée d'eau seulement dégourdie, de la ceinture en bas, chaque fois qu'il sera mal-propre.

On renvoie, pour plus de détails sur ces maladies, à l'avis au peuple sur sa santé, par M. Tissot de Lausanne, chapitre 27, et à l'instruction pratique sur la conservation des enfans, par le cit. Salmade, médecin, membre de la société médicale; ainsi que pour celles qui suivent, dont je dirai seulement un mot; en conseillant néanmoins de recourir à un médecin éclairé, lorsque la maladie est grave et compliquée.

1.° *Les fièvres* ne sont souvent que passagères ou le prélude d'une autre maladie ; mais, en attendant que cette maladie se déclare, si l'enfant n'a pas le ventre libre, on appliquera dessus des flanelles qu'on aura trempées dans une décoction tiède d'herbes émollientes.

2.° *La jaunisse* provient principalement du défaut d'évacuation du méconium ; le sirop de chicorée dont on a parlé, et le lait de la mère, sont les remèdes. Si le mal continue, que le ventre reste tendu, on appliquera dessus des flanelles qu'on aura trempées dans du lait tiède ; mais alors, s'il ne cesse pas, il faudra consulter un médecin.

3.° *Les tranchées* ou *coliques*, et les

convulsions, ont pour cause principale, 1.°, la présence trop tenace du méconium; 2.°, la mauvaise qualité du lait, effet ordinaire des passions qui agitent la nourrice; 3.°, les alimens mal préparés; 4.°, les vêtemens humides. Les remèdes sont : en premier lieu, détruire les causes du mal; en second lieu, purger la nourrice, et ne la plus faire téter par l'enfant, si son ame est toujours agitée; en troisième lieu, donner quelques lavemens à l'enfant, et lui donner autant de mouvement que possible eu égard à son âge; et, en quatrième lieu, si le mal ne cesse pas, on donnera une once, ou une once et demie, de sirop de chicorée composé.

4.° *La diarrhée* ou les *dévoiemens* sont quelquefois plus salutaires que nuisibles aux enfans; cependant, s'ils se renouvellent fréquemment, ils peuvent être dangereux; il faut alors en détruire les causes, qui sont un lait trop épais ou trop ancien, une trop grande quantité d'alimens, la suppression de la transpiration, ou la négligence de changer les enfans quand ils sont mouillés.

5.° *La constipation* a aussi pour cause un lait trop épais, aigri par les grands travaux, les veilles, ou les affections de l'ame, de la nourrice.

6.° L'on ne doit craindre, parce qu'ils peuvent être funestes, que les *vomissemens*, par lesquels les enfans rejettent avec effort la plus grande partie du lait qu'ils ont tété ; en voici les causes principales, qu'il suffira de détruire pour faire cesser le mal : 1.°, une trop grande quantité de nourriture ; 2.°, les bouillies, qui sont un aliment trop lourd ; et toute autre nourriture indigeste.

7.° *Le rhume de cerveau*, sans être dangereux, ne laisse pas que d'incommoder les enfans; il est toujours la suite d'une transpiration arrêtée par l'effet ordinaire du passage subit d'une température à une autre, l'une chaude, et l'autre froide et humide. Cette indisposition est de courte durée, si l'on a soin d'enduire avec un peu de suif les parties latérales du nez à sa racine; c'est-à-dire, entre les deux yeux.

8.° C'est dans les alimens et dans les boissons que réside la cause *des vers;* des enfans n'en sont point incommodés, d'autres en périssent après quelques années de souffrance. On reconnoît qu'un enfant a des vers, quand son haleine est désagréable, quand il a une salivation abondante, quand il se gratte les narines, quand son appétit est très-irrégulier, etc.; il faut ne lui donner que des alimens faciles à digérer. Un long usage d'eau ferrugineuse est ce qui détruit le mieux cette disposition vermineuse.

9.° Si l'on tient proprement les enfans, qu'on les lave et qu'on les décrasse avec de l'eau froide, ils n'auront *ni rougeurs ni écorchures* entre les cuisses, aux aînes ou aux fesses.

10.° La maladie qu'on appelle *aphtes*, se reconnoît par de petites tâches blanches sur la langue, le long des gencives, sur le coin des lèvres, et quelquefois au gosier, à l'estomac, et jusques sur les intestins. Cette maladie est produite par un air impur, humide; par la mal-propreté, une mauvaise nourriture, un lait altéré, etc. Dès qu'on en aperçoit quelques symptômes, il faut laver souvent la bouche aüx enfans, et, si la maladie reste, il faut leur donner une once de sirop de chicorée composé.

11.° *L'inflammation des yeux* est produite par l'exposition inconsidérée des enfans à un grand feu, à une grande lumière, à tout ce qui peut éblouir, et même au grand froid; quelquefois par la poussière, la fumée, et toute matière âcre, agissant sur eux intérieurement, comme humeur répercutée, galeuse, dartreuse, etc. Pour obtenir la guérison, il faut d'abord éloigner toutes les causes externes; les émolliens sont ensuite les remèdes les plus salutaires, comme le lait de la nourrice, dont on fait jaillir quelques gouttes sur les yeux de l'enfant, ou du lait tiède, coupé avec de l'eau de guimauve.

12.° Si les enfans ont la *rougeole*, il faut leur tenir le ventre libre, ne point les exposer au froid ni à l'impression directe de l'air, leur faire boire force d'eau miellée, pour entretenir la respiration; et si la toux, la fièvre, faisoient craindre que l'humeur ne se fût portée sur la poitrine, il faudroit consulter un médecin.

13.° On a des preuves certaines que la *petite vérole* par inoculation conserve à la société grand nombre d'individus sans être défigurés ni estropiés ; l'expérience démontrera si l'inoculation de la vaccine est également ou plus avantageuse.

14.° Le nouage ou la courbure des os, appelé *rachitisme*, a souvent lieu chez les enfans issus de parens dont la santé est affoiblie, ou bien quand les nourrices sont de même foibles et valétudinaires; il est aussi occasionné par la gêne qu'éprouvent les enfans dans leur berceau ou dans leurs vêtemens, par l'habitation de lieux mal sains, la mauvaise qualité des alimens, tels que des pâtes mal préparées, mal cuites, des bouillies épaisses et glutineuses, et toute nourriture de digestion difficile.

AU RESTE, d'après les assurances du cit. Fourcroy (1), les enfans élevés suivant la méthode qu'on indique, seront prémunis contre quantité de ces maladies, n'auront à craindre que celles inévitables, et pourront en redouter peu si on la pratique constamment; mais il prévient que, si l'on avoit commencé par suivre une méthode opposée, pour revenir à la sienne, il faudroit n'y arriver que par gradation, et de même pour l'inverse; car les alternatives subites du chaud au froid, ou du froid au chaud, sont dangereuses. Dans tous

---

(1) Le cit. Fourcroy a consulté les bons traités d'éducation; il a répété nombre d'expériences et fait des observations pendant dix années tant en Amérique qu'en Europe. Dans son livre, intitulé *les enfans élevés dans l'ordre de la nature*, il rapporte quantités d'exemples qui établissent la préférence qu'on doit donner à la méthode dont j'ai fait l'extrait.

les cas il faut beaucoup de précautions si l'on veut réussir.

Je ne suis pas entré dans bien des détails qui sont du ressort d'une mère tendre et d'un bon père, lesquels, par l'affection qu'ils ont pour leurs enfans, étudient, distinguent et prévoient, mieux que qui que ce soit, leurs besoins réels, lorsqu'ils ne sont point guidés par d'aveugles préjugés, et surtout lorsqu'ils sont persuadés qu'avec l'exemple et les principes d'une sage conduite, la santé, une bonne constitution, sont l'héritage le plus précieux qu'ils puissent laisser à leurs enfans, et qu'en faisant des efforts pour le leur acquérir ils leur frayent le chemin du bonheur.

FIN.

www.ingramcontent.com/pod-product-compliance
Ingram Content Group UK Ltd.
Pitfield, Milton Keynes, MK11 3LW, UK
UKHW021015200726
13857UKWH00004B/1460

9 782013 07899